JN278991

正誤表

誤植につきご迷惑おかけしましたことを
深くお詫び申しあげます。

【誤】	【正】
（P5、以降すべて）答	答え
（P33）思	思い
（P40）木阿弥となってしまいす。	木阿弥となってしまいます。
（P43）しなければならい	しなければならない
（P45、以降すべて）開放	解放
（P49）書かれている	書かれているか
（P105）直	治
（P124）和らげてくれようです。	和らげてくれるようです。
（P146）2月目	2カ月目

イメージ禁煙法

ゆとり禁煙のすすめ

京都禁煙支援センター代表
伊豆蔵潤一

総合法令

推薦のことば

禁煙は自分の意志でしようと思うと大変難しいものです。ところが、イメージを使うと楽に禁煙ができて、苦しみを味わわずにすみます。

自分の意志で禁煙しようとすると意識脳の左脳を使います。これはよほど意志が強くないと実現が難しいものです。これに対して、イメージで禁煙する方法は右脳の潜在意識に希望の状態を刻みつける方法です。イメージをうまく活用すれば、潜在意識が人間の行動を管理《コントロール》する力を持っているので、実現が楽なのです。人間を動かしているのは、潜在意識なのです。

本書は潜在意識に禁煙のイメージを焼きつける方法です。著者の伊豆蔵さんは、この『イメージ禁煙法』をご自分で発明して、長年続いた、抜きがたい、タバコを吸う癖をみごとに克服され、その方法を多くの人に伝え、また、たくさんの方を救っておられます。

本書は禁煙したいと願うすべての人々に、心からお薦めの書です。

七田 眞

はじめに

ある日突然、「その時」がやって来ました。

「俺、吸わないようにする」と自然に言葉に出たのです。そしてすぐさま禁煙祝いにビールを一杯。

これを境に、私からタバコという文字も匂いも完全に消え去りました。

私はかつて1日60～80本もタバコを吸うヘビースモーカーでした。しかも25年間もの長きにわたってです。私の人生で、こんなに長く続いたことはタバコ以外にひとつもありませんでした。

昔、スモーキング・ブギと言う歌がはやりましたが、当時の私はまさしくこの歌を地でいっていました。何をするにもタバコがセットになっていて、タバコがなければ次の行動に移れないほどでした。「90分の会議」と言われただけで、タバコが吸えない恐怖心が湧いてきました。そんなときは仕方なく、「トイレに行く」

などと言っては会議を抜け出して一服していました。
すべてこんな調子で、かつての私は何をするにもタバコと一緒でした。

タバコ漬けの日々のなか、ふと冷静になると自問していました。
「俺はなんでタバコを吸っているのだろう？」と。
タバコが体に良くないことは十二分にわかっていました。
私だけではありません。喫煙者はみな知っています。あなたも同じですね。
みんな分かっているのです。
にもかかわらず吸い続けています。時間とお金を無駄にし、自己嫌悪に陥り、
それでもまだ吸うことをやめない。
本当に不幸なことだと思います。

そんな私に、ついに「その時」がやってきたのです。
いとも簡単にタバコの呪縛から解放されました。
どうしてヘビースモーカーであった私が簡単にタバコをやめられたのでしょ

う？

その答は右脳にあります。

当時の私は脳、特に右脳に興味を持ち、関係書を50冊ほど読んでいました。また、あるセミナーで右脳の話を聞いて理解も深まっていました。

右脳を刺激することで深層心理に食い込み、無意識の行動にメスを入れ、不快を愉快に変える魔法のような働きをもたらします。私に喫煙をやめさせた「その時」が来たのも、実は右脳を刺激したからに他なりません。

本書では私の経験をもとに苦しまない、無理しない「ゆとり禁煙」をお教えします。

禁煙に無理は禁物です。この本を読むからといって急に禁煙する必要はありません。自然にいらなくなるまで、どうぞご自由に喫煙してください。

あくまで自然体でいきましょう。３・４章の「禁煙一言メモ」をリラックスした状態で読んでください。一字一句正確に読もうとせず、パラパラとめくりながら、目に留まったところを重点的に読んでください。ボーッとしながらで結構です。気になった箇所を何度も何度も眺めてください。付属のＣＤには、この「禁煙一言メモ」がすべて収録してあります。目と耳で潜在意識を刺激すればより有効でしょう。

そして、タバコがいらなくなる日のことを楽しみにしていてください。そうすれば、あなたの右脳は次第に刺激され、自然にタバコをやめることができるでしょう。

そうです。やがてあなたにも「その時」がやってくるのです。

禁煙宣言の翌日に、私はこんなことを書いていました。

25年間ありがとう。
タバコと別れて今、心から馬鹿だったなと思っています。
長い葛藤の日々にさよならした翌朝、本来の朝が帰ってきた。
爽やかで、ノドに引っかかるものがなくて、張りのある声が出て、深呼吸がおいしくて、朝食の薄味の塩加減がはっきりとくみ取れた。

これが本当なんだ。

今、本当の安堵感が体を包んでいる。

自分で勝手につくりだす恐怖心におびえていた日々。

良いことなど何もないのに、無駄な時間とお金を費やし、他人様にまで迷惑をかけていた。

本当に馬鹿でした。

「みなさん、ごめんなさい。もう終わりました。今日から皆さんの仲間入りをさせてください」

●目次●

第1章　これが禁煙の足を引っ張る正体だ

～大いなる期待への序章～

1　知ってびっくり。これが脳のメカニズムだ

禁煙と脳とは深く関わっています。脳を刺激することによって簡単に禁煙できるようになります。

そこで、まずは脳のメカニズムについて少し見ておきましょう。

脳には右脳と左脳があって、それぞれ違う働きをしています。このことはすでに多くの方がご存知だと思います。

左脳は主に論理や言語といった顕在意識をつかさどり、右脳は主にイメージや音楽、感情等の潜在意識をつかさどっています。

私たちは右脳で情報を収集・蓄積して、左脳で必要な情報を引き出しています。日常生活では左脳による顕在意識の思考（毎秒40ビット程度の処理能力）が主になりますが、精神的にリラックスして集中力が高まったときには右脳の潜在意識が働きます。実は、脳は毎秒１０００万ビットを超える情報処理能力を持ってい

るのですが、その大部分は右脳（潜在意識）によるものです。

私は、このとんでもない能力を持つ右脳の中に禁煙の秘密があるのではないかと考えました。そして、勉強していくうちに右脳の一つの特性に注目するようになりました。


それは右脳のずば抜けた対応力です。

右脳は課題にすばやく反応するという特性を持っています。課題が与えられなければ何も起こりませんが、ひとたび課題が与えられると高精度なアンテナを張って必要な情報を集め始めます。過去から現在にいたるあらゆることや、予測しうるすべての事柄を検索し、24時間、答を追い続けます。その情報処理量はすさまじいものです。先述したように、毎秒１０００万ビットを超える情報処理能力があるというのですから。


では、本当にそんな処理能力があるのかちょっと考えてみましょう。

一つ例を挙げてみます。

毎日、新聞に折り込まれてくる大量のチラシ。そのほとんどがゴミ箱行きになります。

ところが電化製品が傷んで困っていると、たくさんの広告の中から即座に必要な製品情報を収集するようになります。冷蔵庫の調子が悪く不便を感じているときは家電販売店のチラシがいち早く目にとまり、その中から「いい冷蔵庫はないか」と情報を得ようとします。

こうしたことは誰にでも経験があるはずです。

これが目的やミッションを持ったときの脳のすばらしさなのです。いったん脳に要求が伝達されると、それまでは素通りしていた情報がすぐさま脳のアンテナにひっかかります。そして脳は情報を収集し、その中から答えを見つけ出そうとします。

脳に与える課題は、個々の目的意識によってつくられます。「冷蔵庫が壊れたから買い替えたい」とか「テレビが故障したのでなんとかしたい」といった具合にです。

ここで一つ、実験をしてみましょう。

18、19ページにはいくつかの図形があります。

まず、心の中で「丸い物がいくつ見える?」と質問したあとで、目を閉じてページをめくってください。それからカメラのシャッターのように一瞬(2~3秒)だけ目を開いて、丸い物がいくつあるか数えてください。

それではやってみましょう。準備はいいですか?

ページをめくってください。

丸い物はいくつありましたか？
最初に自分に質問をしておくと、ほんの少しの時間でも丸い形の物が目に飛び込んできたはずです。これを三角や四角に置きかえても同じことが起きます。ところが、質問をせずに目を開けても周囲の物体がただ目に映るだけで、脳は何も見つけようとはしません。

実は、タバコがやめられないのは潜在意識にニコチンという麻薬が染みこんでいるからなのです。私たちは今、私たちの潜在意識に潜り込まれたこの小悪魔に戦いを挑もうとしているのです。

まずは「禁煙」という目的を脳にインプットしておきましょう。
「なにがなんでもタバコをやめるぞ」と無理に力むのではありません。ただ禁煙という目的を脳に与えておけばよいのです。そもそも、あなたがこの本を手に取った時にこの目的の半分は達成しているのです。

脳はこの目的を受けた瞬間から、その実現に向けて必要な情報を収集し続ける

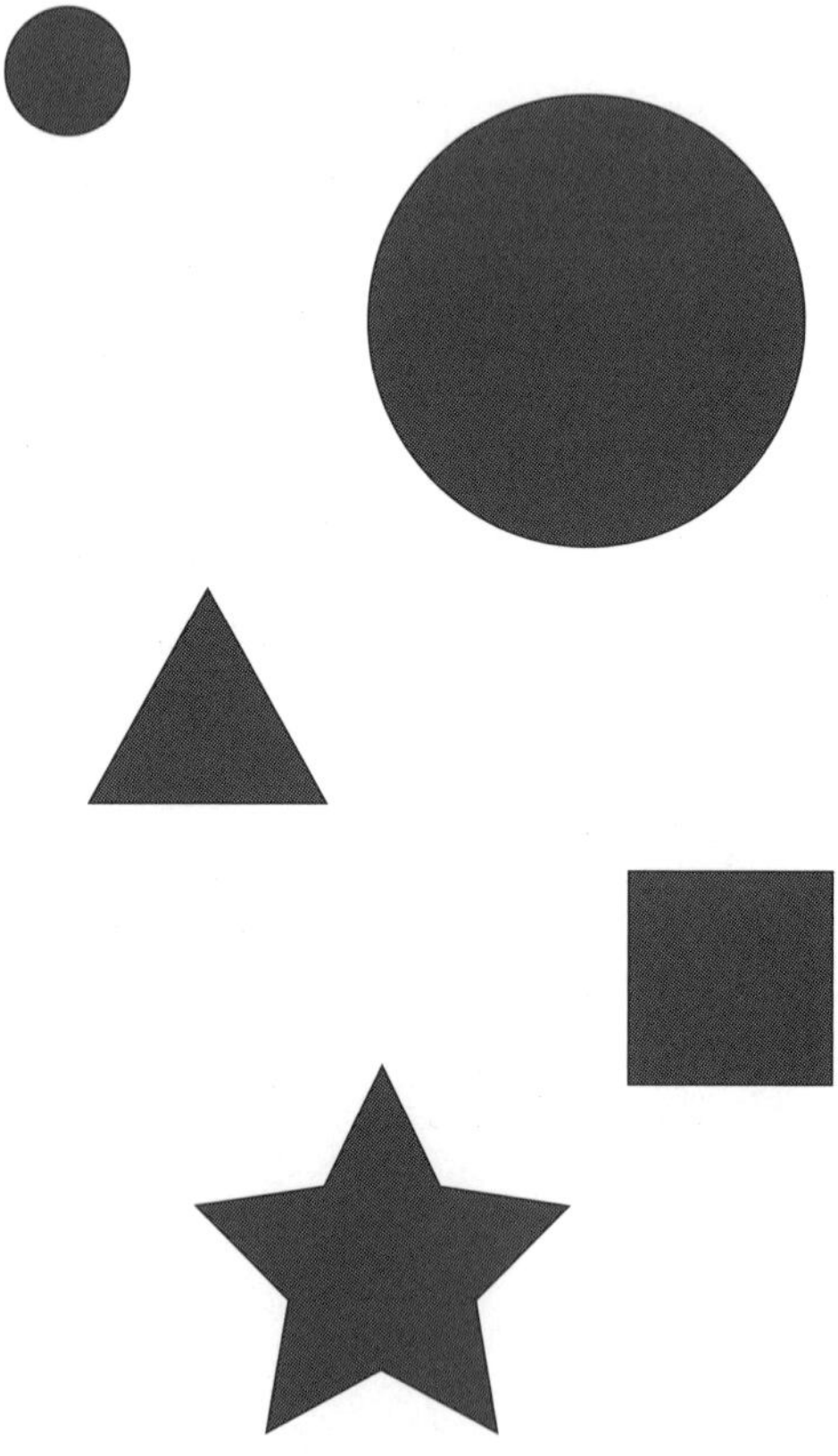

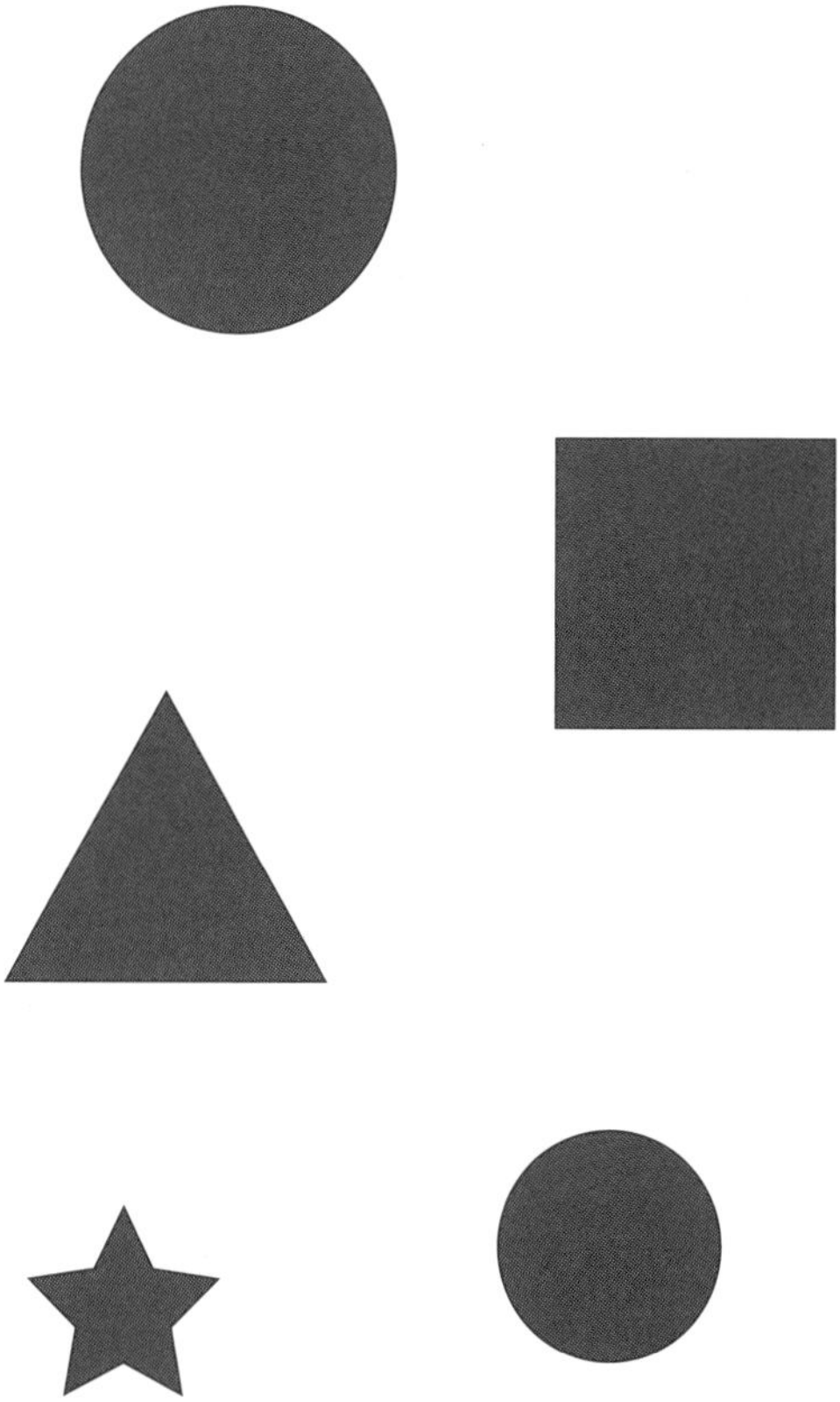

ようになります。あなたがそのことを忘れていても、脳はその実現に向かって答を探しつづけます。禁煙という方向性を決めたその時から、あなたは確実に禁煙というキーワードに反応する自分に気づくでしょう。

そして、ゆっくりと自分の中にその変化が訪れる時を待つようになります。

このように言うと、脳は一つの目的やミッションにしか反応しないように思う方もあるでしょう。

でもそんなことはありません。ここが脳のものすごいところなのです。

脳は一つの目的やミッションに対してだけ反応するのではなく、常にパラレルに、いくつもの目的やミッションに対する答を探せます。それどころか、目的やミッションが多ければ多いほど脳は喜びます。

脳がオーバーヒートしないかですって?

とんでもない。私たちの脳の使用率をごぞんじですか。たったの3%程度と言われています。残りの97%は未使用なのです。1秒間に1000万ビット以上の処理能力を持つ脳を使わない手はないでしょう。禁煙と同時に、仕事のことや家庭のことなど、いろいろな目的やミッションを脳に与えても、なんら問題ありません。

もう一度言います。

脳は目的やミッションが多ければ多いほど喜びます。

それに加えて、ワクワク・ドキドキするような、嬉しい、楽しいという感情を持って行動するとき、その感情に応えようと脳の動きは飛躍的に良くなります。脳はこれからやることに対して、希望や期待を持つと集中力が高まり、能力が倍増するのです。

だから、禁煙できたときの喜びを思い浮かべながら、脳に「禁煙」という文字をインプットしてください。嬉しいとか楽しいといった感情が大好きな脳が、あなたを無理のない禁煙へと導くのです。

2　小悪魔の正体をつかめ

禁煙願望を持つ人たちはタバコの欠点、不要性、非社会性、そして不経済性などのマイナス要素をしっかりと理解しています。にもかかわらず、何か言い訳を見つけてはタバコを吸いつづけています。そんな喫煙者たちが無理にタバコをやめようとすると、かえって本数が増えてしまうものです。

「明日からタバコはやめよう」なんて思った日は逆に、「せめて今日くらいは思いっきり吸っておこう」と本数が増えるのではありませんか？　それは、まだまだタバコへの執着が強い証拠です。心の奥に「できればやめたくない」とか「やめられるだろうか」という気持ちがあるうちは、得てして禁煙の決意とは逆の行動をとってしまうものです。

そんな状態から無理に禁煙しようとすると非常に苦しい思いをします。しかし残念ながら、その苦しみを味わったからといって完全に禁煙できるとは限りません。まさに骨折り損のくたびれ儲けです。

そもそも何があなたを苦しめているのでしょうか？

「禁煙しよう」と思っているのに、何かがあなたの足を引っ張っているようです。


そうです。

それはあなた自身が作り出した、突然吸えなくなることへの恐怖です。直接「怖い」「恐ろしい」とは感じない、ジワッと来るような恐怖感といってもよいでしょう。

実は、これが厄介なんです。

「その気になればいつでもやめられる。少々の我慢はできる。ところがどっこい、ジワッとくる恐怖に脅えてやめられない」というわけです。

「タバコがなくたって何も怖くない」と強がる人もいます。でも、本当ですか？今すぐそのタバコとライターを捨てられますか？捨てたらイライラするんじゃないかという思いが脳裏をかすめませんか？吸えないことへの渇望感があなたに襲いかかりませんか？

そうです。それこそが、まさにタバコという小悪魔の正体なのです。

これからこの本を読み進むうちに、あなたの中のこの小悪魔が陰をひそめ、禁煙の喜びがあなたを包み込むようになるでしょう。

お楽しみに。

第2章　これが喫煙の実態だ

〜わかっちゃいるけどやめられない〜

1　タバコをくわえ続ける人たち

喫煙を正当化してみましょう。
タバコを吸うと……

おいしい
落ち着く
ストレス解消になる
くつろげる
安心する
ホッとする
格好がつく
至福の時を感じる

だいたいこんなところでしょうか。

それでは、これら一つ一つについてよく考えてみてください。平常心をもって常識的に考えてください。

これらは本当にタバコがなくては感じることができないものですか？


そうです。

これらはすべて錯覚ですね。喫煙しなくても得られる喜びでしょう。気づきましたか？


喫煙者は自分でニコチンの泥沼に沈んでいます。誰のせいでもなく自発的にタバコを吸い、自分で喫煙の習慣を身につけ、タバコを吸いつづけます。体調が悪くても、のどが痛くても、その習慣をやめようとはしません。

なぜなら、喫煙者はタバコを吸わないとイライラするとか、焦燥感に駆られるからとか、自分に自己暗示をかけているからです。

そして、吸えない恐怖に負けて喫煙の習慣をつづけているのです。こうして、自分で自分をタバコの奴隷と化しているのです。

タバコを吸い続ける喫煙者のメッセージ。それらはすべて幻想に過ぎません。自分で創った幻想の沼。でも、それは底なし沼ではなく、背の届くくらいの浅い沼です。


実はここが落とし穴です。

喫煙者はこの沼についてこう思っています。

「この沼は浅くて背が届くので、その気になればいつでも出られる」と。

ところが厄介なことに、この沼は周りがツルツルで周囲に手をかけるところもなく、いくらもがいても出られません。気の毒に思った誰かが、沼の上から救いのロープを落としても、もう少しというところでプッツンと切れてしまいます。

喫煙者の置かれている状況はこんなところです。

自分で作った泥沼に自分で入ってもがいている。他人の目には滑稽にさえ映ります。あなたが禁煙願望を持っているのなら、この状況をイメージできるはずです。

私自身何度もこういう状況の中でもがき苦しんだことがありました。自分で作った泥沼にはまって抜けられないのです。

私はどうして自分で泥沼を作ってしまったのでしょう。

それは、喫煙と言う習慣とニコチン中毒という二つの相乗作用によって精神的に撹乱され、本来、誰もが理解できる常識をベールで包んでしまい、喫煙という忌まわしい行動にもっともらしい理由をつけてしまったからです。悪いこととは知りながら自分勝手な理由を優先し、それを押し通そうとしてきたのです。

こうして、人としての弱さが浮き彫りになっても平気で、大手を振って歩いてきたのです。中途半端に理屈を持っているがために素直になれず、悪いこととわかっていながら続けてしまうのです。


たとえば、ここにハイハイしている小さな子供がいるとします。

目の前にお菓子があれば、「おいしいよ。ほら、アーン」と子供に勧めますね。ところがタバコはどうでしょうか？ 子供が、タバコに触ろうとした瞬間、あなたはどうしますか？ もし口にでも入れようものなら家中が大騒ぎになりますね。それほど害のあるものだとあなたは理解しているのです。

にもかかわらず、あなたはタバコを吸いつづけています。口から放たれるタバコの煙も同じです。固体が煙に変わっても子供には大きな悪影響を与えます。このことを知りながら同じ部屋で吸っていますね。子供に対する愛情はどこへ行ったのでしょうか?

腕力や言葉による暴力はふるわなくても、タバコは少しずつあなたの子供たちに悪影響を与え続けているのです。それにもかかわらず、来る日も来る日も、心の片隅に罪悪感と劣等感を持ちながら、あなたは自分を甘やかし続け、タバコを吸うのです。

これがあなたの実態です。

2 喫煙者の言い訳

今思えば、私はヘビースモーカーで、相当強いニコチン中毒患者でした。

いつもタバコの買い置きを気にしていました。車で走っていてもタバコ屋を探し、そこで売っている銘柄まで観察するありさまでした。そして、自分の吸っている銘柄が置いているタバコ屋を記憶に残し、満足したものです。講習会や公共の席などに行くと、必ず最初に喫煙場所を探しました。見つけたとたんに安堵し、そこで一服プカリ。

当時の私の頭の中は、まずタバコありき、でした。何をするにもタバコから入ります。そして喫煙場所で吸ってさえいれば、気配りある行動をしていると思っていました。

本来ならば、喫煙場所は仕方なく中毒患者のために作られたもので、患者はその場所を提供してもらっていることに感謝しなければいけなかったのです。

しかし、患者でいるときには他人に迷惑をかけているとはまったく感じることができませんでした。あまりにも多い患者数と、その人たちの存在を「害を撒き散らす人」と認識する人々が少なすぎたこと、そして、タバコの害に対する教育がされていなかったことによります。

もちろんそれも言い訳かもしれません。喫煙者は自らタバコに害があることを認識していながら、つい吸ってしまい常習者になってしまったのですから。

喫煙しているときは1日平均60本。多い日は80本という日もありました。禁煙は何度も試してみました。タバコを吸いだしてちょうど10年目に一度は禁煙に成功して、なんと7年間も吸わなかったこともあるのです。

ところが、ある日の会食後の一本が再び私をニコチン中毒へと引きずりこんでしまいました。軽い気持ちで吸ったあの一本が。

何で吸っているの? 良いことはあるの? タバコをくわえるといつも自問し、一瞬、自己嫌悪に陥ります。そして、自分なりに納得のゆく答を見つけては、またタバコを吸いました。自分で自分を甘やかし続け、体に悪いことを知りながら中毒患者のままでいるという、そんな暗い日々を過ごしていたのです。

臭い息、汚い歯、煙い煙。

どれをとっても良いことなどありません。他人に臭い、汚い、煙いという嫌な思をさせ、平気でタバコを吸い続けていたのです。今思えば、まったく傍若無人で、人としての常識が欠如していたと感じます。

喫煙をしていた頃は、「タバコは嗜好品だ」「自分の体は自分でどうしようと勝手だ」などと思っていました。それどころか、タバコを吸わない人に「どうしてタバコを嫌うの？」と嫌味な質問をしたり、「嫌煙権があるなら喫煙権もあるはずだ」などと、こじつけのバカな理論で応戦し、イライラを募らせては、またプカプカ吸うというありさまでした。

今振り返れば、私はタバコの味が好きだったわけではありません。

タバコを心から「おいしい」と感じたことはなかったと言えます。「おいしい」という錯覚をしていたに過ぎません。喫煙をしていたときは何かにつけタバコに火をつけ、時には「これが至福の時」などと言いながら、自分で自分を洗脳していたように思います。

私は、心の奥のどこかでタバコをやめたいと思いながら吸い続ける悲劇を、25年間も続けていたのです。

禁煙の難しさ。

それは、禁煙をするということが単に体の問題だけでなく、心の問題でもあるからです。タバコなんて簡単にやめられると思いながら吸っていても、いざ禁煙しようとすると、タバコがなくなることに対する恐怖心が頭をもたげるのです。

タバコのない人生なんて……。と、あなたは思っています。

ところが、よくよく考えると、最初はタバコを吸うという習慣はなかったのです。タバコをクワエテ生まれてきた人はいないのですから。

タバコを吸わないと人生がつまらなくなるとか、損をする、などと喫煙者独特のコジツケを披露しても、そこには何の根拠もありません。ノースモーカーから見ると虚しささえ感じてしまいます。

タバコのない人生。

これが自然な姿です。タバコがなくても人生は楽しく、健康面・金銭面からみても損をすることなどありません。

禁煙はあなたが持っていた自然な活力を取り戻させてくれます。

あせらずゆっくり自然に戻りましょう。誰でも簡単にタバコをやめられます。

3　これがニコチン中毒だ

多くの喫煙者は禁煙願望を持っています。

しかし、なかなか禁煙できません。

その理由は、ニコチン中毒からくる精神的禁断症状、つまり何か物足らない、落ち着かないという感覚から不安やイライラを募らせ、つい、タバコに手がのびてしまうからです。

タバコを吸ったときの一時の安堵感は、次に来る渇望感への第一歩です。喫煙↓安堵感↓渇望感の三つが延々と繰り返されてきた結果が、喫煙者さん、今のあなたです。

これをニコチン中毒というのです。

喫煙者さん、あなたはニコチン中毒という立派な「麻薬中毒患者」です。

ニコチンの禁断症状は「痛い」とか「苦しい」といった肉体的苦痛をともないません。タダなにか虚しく、落ち着かない感覚になるだけです。だからニコチン中毒はすごく軽いんです。

ニコチンは3〜4時間で効能が消えるのに、みなさんは6〜8時間も眠れますね。

ニコチン中毒が本当に重いものであれば、睡眠中に禁断症状が出ても不思議じゃないですね。でも、睡眠中にタバコが吸いたくて暴れたという話は聞いたことがありません。

ニコチン中毒といっても、単に習慣になっているだけです。

だから、簡単に禁煙できるんです。その習慣をやめればよいのですから。

タバコをやめれば、ニコチンの99％は3週間で体から排泄されるそうです。

なにかやれそうな気がしてきましたね。

4 「明るい展望」？

タバコを一生吸い続けると、ベンツが一台買えるくらいのお金を使うことになります。タバコを吸っている人はベンツを燃やしながら生きているといってもよいかもしれません。しかも、自分の体に毎日ニコチンを貯金してゆきながら。
これ、嘘のような本当の話。
貯金の満期は、命という大きな代償です。
こんなバカな話があっていいものでしょうか？　腹が立ちませんか？
誰だって、ガン貯金なんていらないはずです。

ここで、タバコの体への影響を少し挙げてみましょう。

肌が荒れ、老ける（タバコは老化物質）
歯茎が黒くなる
息が臭くなる
喫煙する母親から生まれる赤ちゃんは小さくて弱い
成長障害の原因になる
ガンになる（肺がんの原因の8割はタバコ。喫煙によってその他のガンもリスクが高くなります。なぜなら、肺に入ったニコチンが血液に混じっ

て体中に行き渡り、体全体のガンの発症率が高くなるからです）

心臓病になる（心臓突発死を起こす確率は非喫煙者の7倍）

大まかにはこのくらいでしょうか。

でも、こうした害をあなたは分かっていましたね。

もう何も言う必要はありませんね。

「吸わない」

この言葉を胸にしまい込んでください。

クサイ、キタナイ、不健康とは決別しましょう。

焦ることはありません。もうあなたには、禁煙の準備はできているのですから。

ゆっくり、あせらずに、が大切です。

好きなこと、心からワクワクすることをしながら生きていると、病気にならないそうです。禁煙できた日のことを思い浮かべれば、きっとワクワクします。
でも、あせることはありません。

禁煙することを目標に立てないでおきましょう。

目標にしてしまうと、もしも達成できないとあなたの心の隅に、「やっぱりダメか」という劣等感が芽生えます。この劣等感は吸えない恐怖とともに、あなたの心に襲いかかります。そして、ますます喫煙地獄へと転がり落ちてしまいます。

禁煙本を読んだり禁煙セミナーを受けると、その時は「俺も、私も、本気になればすぐ禁煙できる」と錯覚し、すばらしい未来が待っているように錯覚してしまいます。

しかし、力ずくの禁煙はよほどの人でない限り長続きせず、夢破れ元の木阿弥となってしまいます。劣等感と焦燥感に苦しめられ、やがて「諦め」という言葉があなたを待ち受けています。

ですから無理な目標を立てるのではなく、あくまでも、「やがて禁煙する」という方向性だけを自分に与えればよいのです。

もう一度言います。

目標ではなく、方向性だけでよいのです。

これから、タバコをできるだけ吸わないようにし、そのうちいらなくなればOK！というくらいの軽い気持ちでいきましょう。

大きな気持ちでのぞみましょう。少しくらい寄り道しても大丈夫。

禁煙に至る道程は人それぞれです。

ただ、すべての人に言えるのは、ある日を境に吸わなくなるということ。ものすごい忍耐の末に徐々に本数を減らした人も、今からやめた、ときっぱりやめた人も、ある時を境に吸わなくなるのです。

それが、禁煙の「その時」なのです。

禁煙の「その時」を体験できるのは、喫煙者だけが持つワクワク体験です。

では、「その時」を境に、いったいどんなことが起きるのでしょう。喫煙の仕方が人によって違うように、「その時」の感じ方も違いますが、一般的に次のように感じる人が多いようです。

・肩の荷が下りたような安堵感を感じる。
・頭のボヤーとした煙幕が取り除かれたように感じられる。
・深呼吸がしたくなる。
・食事の時、塩味が敏感に感じられるようになる。
・朝の目覚めがよくなる。
・目覚めの時に、ノドに絡まるものがなくなる。
・心地よい手持ちぶさたを感じられるようになる。
・禁煙貯金をしたくなる。
・自分の吐く息を気にしなくなる。
・衣類や部屋の匂いを気にしなくなる（以前は窓の開閉に気を使わなければいけなかった）。
・ノースモーカーとして明るい気持ちになれる。
・なんとなく自信めいたものを感じ、前向きな姿勢になれる。
・食事や飲み物が美味しく感じられる。
・喫煙時間の無駄をつくづく感じ、もったいないことをしてきたと感じる。

・お金を燃やすのと同じ行為をしてきたことを悔やむ。
・本来しなくてもいい気配りをしなければならい喫煙者を哀れに思う。
・なんとなくうれしく、すがすがしい気分になる。

タバコに対する理解と、喫煙者の置かれた状況は理解できましたね。

タバコはあなたに何も良いことはしてくれません。
そう。あなたはとっくにわかっていますね。「おいしい」とか「リラックスできる」と言いながらタバコを吸うことは、たんなる言い訳だと理解しましたね。

では、タバコをやめた後に得られるのはどんなことでしょうか。

・健康によい。
・家族に喜ばれる。
・自信が持てるようになる。

・お金が残る。
・時間が節約できる。
・口臭を気にしなくてよくなる。
・体にしみついたニコチン臭がなくなる。
・歯が綺麗になる。
・指や爪が綺麗になる。
・食べ物がおいしい。
・食べ物の味がよく分かる。
・のどが痛くなくなる。
・痰が出なくなる。
・のどや肺の病気に対する不安がなくなる。
・家や車からニコチン臭が消える。
・喫煙に対する自己嫌悪と決別できる。
・タバコがなくなる不安が解消する。
・落ち着きが戻る。

・ニコチン中毒の劣等感から開放される。
・喫煙場所を探さなくてもよくなる。
・タバコの自販機を探さなくてもよくなる。
・不安感（吸えない・吸ってはいけない）から開放される。
・他人に迷惑を掛けている罪悪感から開放される。
・吸いたい願望（渇望感）がなくなる。

こんなにたくさん良いことがありましたね。禁煙すれば、こんなに多くの楽しみが得られます。ワクワクしますね。

これ、みんなあなたのものです。

でも、楽しみができたからといって、無理やり精神力で禁煙しようとしないでください。精神力による禁煙は苦痛をともないます。あくまで自然に徹して、苦しむことなく、気がついたら「吸わない」を宣言し、タバコがいらなくなっていた、となることを目指してほしいのです。精神力禁煙で苦しむことはやめ、もっと自分を大切にしてください。

禁煙で失うものは何もないのです。

もう一度、声を大にして言います。

禁煙で失うものは何もありません。


もう、今のあなたは以前のあなたではありません。タバコについての深い理解と、禁煙についての喜びが腹の底にズッシリと入ってしまいましたから。

何があってもあなたの禁煙願望は揺れ動くことはありません。

知らぬうちにあの泥沼も消え去るでしょう。禁煙の喜びが、あなたを奴隷から解放し、あなたの脳裏からは「タバコ」の「タ」の字も消え去ることでしょう。

そうなればもう大丈夫です。

あなたの喜びの笑顔は本物です。

「吸わない」。ただそれを決意しただけで、すべてが変わってしまいます。

禁煙って簡単でしょう？ こんなことだったんです。

ただ、自然に戻すだけ。

「その時」を経験したあなたはもう不自然ではありません。あなたにとりついていた小悪魔もいなくなります。

5　海外の禁煙に対する取り組みを見てみよう

アメリカでは70年代後半から、国ぐるみでタバコをやめる運動を始めました。その結果、今では喫煙率は20%台となり、4人か5人に1人しかタバコを吸いません。そして、1992年からは年に1%ずつ確実に肺ガンが減っています。イギリスではもっと早くからタバコをやめる運動を開始し、この50年で喫煙者は半分になりました。

では、日本はどうでしょうか？

残念なことにタバコがガンの原因になることは分かっていても、いまだに売り放題です。電車や街中などで禁煙ゾーンは広がったものの、国ぐるみで取り組む気配はまだありません。

その理由は、国民の健康よりもタバコの売上による「利益」が優先されているからです。「利益」が「タバコの怖さ」を覆い隠してしまっているといってもよいでしょう。ＪＴは原価10円もしないものをいくらで売っていますか？　こんなにぼろい商売やめられませんよね。だから、国民がタバコの怖さに気づく前に、興味本位で吸わせ、中毒にしてしまおうというわけです。

タバコで一番厄介なのは、興味本位の一服が確実にニコチン中毒への第一歩となることです。これほど簡単に手に入る「麻薬」はありません。誰でもすぐに買え、周りでも大勢の人が吸っています。これでは何の罪悪感もなく気軽に吸えます。困ったものです。

とはいえ、今、大人たちの間では、少しずつ禁煙者が増えてきました。

これで困るのはＪＴや税金をあてにしている国です。彼らは「吸うのも吸わないのもあなたが決めるのですよと」言いながら、タバコのパッケージを格好よくお洒落にしたり、吸いたくなるようなポスターを貼ったり、街頭で大々的に無料配布キャンペーンをしたりして、今まで吸っていなかった女性や若年層をターゲットに売上を伸ばそうとしています。

つい最近まで、タバコのパッケージには小さく、こう書いてありました。

「健康のため、吸いすぎに注意しましょう」

これは、「吸いすぎなければ、皆さん、もっとタバコを吸いましょう」というメッセージとも受け取れます。

これに対し、外国のタバコのパッケージにはどう書かれているご存知ですか？ズバリ、「これを吸うと肺ガンになりますよ」。「これを吸うと、弱くて小さな赤ちゃんがうまれます」。「これはすごく害があります」。などなど、喫煙者が恐怖を感じるような事実をはっきり言い切っています。これだけでも興味本位の喫煙者を減らすことができますね。

ヒマラヤのブータンという王国では、タバコの販売を２００４年12月17日から全面的に禁止し、自宅以外では喫煙禁止になりました。

日本では一部の人たちが草の根運動で禁煙を訴えていますが、まだ国を挙げてとまではいきません。アメリカやイギリスのように国ぐるみでタバコをやめる運動が起きるのはいつのことでしょう？

そう考えると気がめいってしまうので、気分を変えてまずは自分から。

一人の成功が次の禁煙成功者を生みます。
禁煙できたら大きな声で友人知人に言って回りましょう。
「禁煙って簡単。ただ、吸わない。それだけのこと」ってね！

6　心の整理はできましたか？

禁煙に成功した後のあなたは、今までとどう違っているか、タバコをやめると
どんなにすばらしいことになるのか、真剣に考えて、以下に書き出してください。

・・・・・・

書けましたか？

書けたら、その中から特に心に残るものを３つ選び、次の手順で１日30回、声に出して読んでみてください（きついけど頑張って！　たとえ１回でも読んでみてください。読むと読まないでは大違いです）。

できれば鏡に向かって自分に話しかけるような感じで。最低でも２～３日続けてくださいね。

①私にはもうタバコはいらない。
②私はタバコの本当の姿を知りました。
③「ここにあなたが先ほど書き出したことから３つ選んで入れてください」
④よかった！　本当によかった。

言えましたか？

これであなたは確実に禁煙に向かって歩みはじめます。
もう心配いりません。

7 資料

●禁煙グッズ

禁煙グッズはお勧めしません。できるだけ使わないこと！

なぜなら、グッズを使うとかえってタバコへの執着心が強くなるからです。大切なことはあなたの中からタバコに関するすべてのことをなくすことです。

タバコを吸わない人は「タバコ」「灰皿」「ライター」「マッチ」などの言葉は意識しません。もちろん「禁煙」という言葉も。

あなたはそのような状態になることを目指しているのですよ！　だから、禁煙グッズなんかに頼ってはいけません。

たった4、5時間吸わなければ、ニコチンの魔力はなくなります。

それでもやめられないのは、あなたの意識がいつもの癖を勝手に呼び起こし、喫煙の習性を蘇らせているだけです。

「吸わない」。ただそう決意するだけのことです。子供の頃に九九を覚えたことよりタヤスイことです。

決意した後で吸いたくなったら吸ってもよいでしょう。でも、吸った瞬間に、きっとあなたの中に罪悪感（空気を汚している・他人に迷惑をかけている・くさい・汚い・金と時間の無駄使い・本来必要のない行動等の意識）が芽生えてくることでしょう。

あなたはこの本を読むだけで、もう十分に禁煙者になる資格を持っているからです。

●タバコの誤飲・誤食

2歳以下の子どもは好奇心のかたまりで、食べていいものと悪いものの判断ができません。手でつかんだものは何でもなめたり、そのまま口に入れてしまいます。誤飲・誤食は、生後6カ月から18カ月の乳幼児に多く見られ、その半数近くがタバコです。

もし、過ってタバコを口に入れてしまったら、まずは落ち着いて、どれだけ口にしたのかを確認しましょう。

タバコを誤食した場合、症状が現れるのは30分～4時間以内です。通常はおう吐によりタバコを吐き出すので、重篤な症状が現れることは稀です。

タバコそのものを1／4以上食べたおそれのある場合、必ず医者の診察を受けてください。

少量の摂取が考えられるときは、4時間くらい注意深く観察しましょう。そして、顔色が青くなってぐったりしたり、吐いたりしたときは受診してください。

タバコそのものを摂取したり、まる1日経過しても変化がなければ安心です。

ジュースの空き缶を灰皿代わりに使用する人がいますが、これによる誤飲も多く発生しています。タバコを水に浸けると、1時間で50～70％のニコチンが溶出すると言われています。タバコの浸出液を摂取した場合は15分以内、高濃度の場合は5分以内に死亡します。

したがって、タバコが入ったジュースなどの浸出液を摂取してしまった場合は、すぐに受診してください。

●非喫煙者に対するタバコの影響

1日にタバコを20本以上吸う人と暮らすと、成人でも肺ガンになる危険が2倍になります。子どもの場合、タバコの煙が直接呼吸器に影響するので、風邪をひきやすくなったり、慢性気管支炎や肺炎になりやすくなります。また、アレルギー症状のある子どもは症状が悪化しやすくなります。

かわいい子どもの健康を守るために、タバコを吸うのであれば子供のいないところで吸いましょう。

●タバコの副流煙の影響

『タバコの副流煙を吸わされている子どもは虫歯のリスクが高まる！』。これは、ニューヨーク州ロチェスター大学児童健康研究センターの研究チームが発表した結果で、アメリカの医学会誌（Journal of the American Medical Association）に掲載されました。

家族の誰かがタバコを吸っている場合、その副流煙によって子どもが虫歯になるリスクが高まるとのことです。

タバコの煙（副流煙）を吸わされると、血中のニコチンの代謝産物である血清ニコチンのレベルが高くなり、これによって乳歯が虫歯になる危険性は通常のおよそ2倍になるという調査結果を得たそうです。調査対象は4〜11歳の3531人で、副流煙を遮断することで27％の乳歯に虫歯の発生が見られなくなったそうです。

副流煙を減少させることは、多くの病気の予防になるだけでなく、子どもの虫歯予防にもなるのです。

●ブリンクマン指数とは

「ブリンクマン指数」とは、1日の喫煙本数に喫煙年数を掛けた数値のことで、この値が400を超えたら肺ガンを意識する必要があります。

たとえば1日20本吸う人が、20年間吸い続けると、ブリンクマン指数はちょうど400になります。そして、この頃から肺ガンのリスクが急激に高まると言われています。

特に若い世代は要注意です。

若い細胞ほど遺伝子が傷つきやすいので、未成年ではブリンクマン指数が200に満たなくても、未成年の非喫煙者の約5倍、30代以上の非喫煙者の3倍近く肺ガンによる死亡率が高くなります。

●タバコ広告

欧米では、喫煙率低下にはタバコの広告と自動販売機設置に対する規制、課税による値上げが大きな効果を持つという認識が一般的です。

EC各国では1991年からタバコのテレビ・コマーシャルを禁止しています。

イギリスではそれに先立つ1965年、民営テレビでのタバコ広告が禁止されました（現在、ラジオ・コマーシャルでも禁止）。

フランスでは93年からテレビ・コマーシャルだけでなく、すべてのタバコ広告が禁止されています。

ドイツではテレビやラジオのコマーシャルを禁止するとともに、青少年に対して喫煙を誘うような広告も禁止されています。

ノルウェーでは１９７５年からすべてのタバコ広告が禁止され、喫煙防止教育にも力を入れています。２０００年には14～19歳の喫煙率を男性一桁パーセント、女性ゼロとする国家目標が掲げられました。

米国では州による違いはあるものの、やはりテレビ、ラジオでの広告、未成年者向けの雑誌などへの広告が禁じられ、スポーツ・イベントの会場にはタバコの広告は出せません。

日本では未成年者向け、女性向けの新聞・雑誌にはタバコ広告は掲載されていません。テレビ・コマーシャルは深夜の時間帯に限られています（22時54分まで放送を規制）。しかし、これらはあくまでも自主規制にすぎません。また、一般の新聞・雑誌を開けばタバコ広告は非常に目立ち、テレビでも決して短くはないＣＭが流れ、街角には大きな看板が掲げられています。

タバコのパッケージに書かれている文言も、欧米に比べればはなはだ手ぬるい「注意表示」にとどまっています。こうした点に、欧米との認識の格差が感じられます。

●健康増進法（抜粋）

第２節　受動喫煙の防止

第25条　学校、体育館、病院、劇場、観覧場、集会場、展示場、百貨店、事務所、官公庁施設、飲食店その他の多数の者が利用する施設を管理する者は、これらを利用する者について、受動喫煙（室内又はこれに準ずる環境において、他人のタバコの煙を吸わされることを言う）を防止するために必要な措置を講ずるように努めなければならない。

●事業主に損害賠償請求の可能性？

この法律では、飲食店なども含めて「多数の人が集まる所」では、客や店員に受動喫煙をさせないように勧告しています。

受動喫煙被害の責任は、その場所を管理する事業主にあるとしていて、喫煙者本人に直接の罰則はありません。しかし、喫煙者に責任がないからといっても、健康被害を受けた受動喫煙者から損害賠償請求を受ける可能性があるので要注意です。

第3章　だいじょうぶ。きっとやめられるから

TRACK 1 〜 TRACK 33

付属のＣＤにはこれから始まる『禁煙一言メモ』65編が収録されています。

どこから始めてもかまいませんが、最初から順番に聞くことで、禁煙の効果がより出るように構成されています。繰り返し、何度も、ご自分のペースで聞いてください。そのうちタバコが嫌になっている自分を発見するでしょう。

可能ならば該当ページを目で追いながらお聞きになることをお勧めいたします。

TRACK 1

こんどこそ。

「こんどこそ！」


そんなに肩肘張らないの。

ものすごい努力と忍耐で禁煙？

そんなのイヤでしょ。


なんとなく吸わなくなっていた。

そんな禁煙しましょう。


それではいきます。

まず、

「タバコを吸わない」

「タバコはいらない」

って心に思い込んでください。

タバコを吸いながらでも結構です。


これがゆとり禁煙の第一歩です。

TRACK 2

百も承知の皆様へ

タバコの害はわかってる。
周りの迷惑、わかってる。
環境を汚してることもわかってる。
臭い・汚い・気まずい
すべてわかってる。

体のこと思うなら、やめようよ！
家族のこと思うなら、やめようよ！

ただし、無理はしない。
無理はどこかでひずみがくる。
まず、やめられたらどうなるか
明るい気持ちになること考えよう。

毎日朝晩、
タバコがいらなくなった自分を思い描こう。
それだけでぜんぜん違ってくる。

これ実証済み。

まず、３日間やってみよう。

TRACK 3

難しいよね。

今の習慣、クセ、やめがたい。
努力の２乗、やめられなくなる。

だから、無理しない。

少しずつ
少しずつ、
自分の中の「やめたい」を
大きく育てよう。

あまり深く考えないで、
「いらなくな～れ」
くらいの軽さで。

ゆっくり
ゆっくり、
育てよう。

TRACK 4

ほんとうは。

心の叫びは
「やめたい」
実際の行動は
いつもの悪い習慣。

この自己嫌悪が
またまた悪循環を引きおこす。

禁煙願望は、
「吸わずにいられればいいな！」
くらいの軽い気持ちでいてほしい。
そうすれば、自己嫌悪も軽くてすむ。

軽い気持ちで
明るい未来を考えて、
吸わない自分を脳裏に描いてみよう。

TRACK 5

もっと吸えばいい。

そんなに吸いたいのに
がまんしないの！
指の爪がぜんぶ深爪になって、
血がにじんでる。
根性の禁煙。

トラウマになりそうな行動はやめましょう。

そんなに無理しなくてもいいよ！

先を急がず、

「タバコをやめたい」

って思ってるだけでいい。

「やっぱりタバコは離せない。
俺とお前は腐れ縁」
なんて勝手に独り言。

こそこそやってて良かった。

もし宣言してたら、
以前の失敗のときのように
嘘つきだの自己管理不能だのやっぱりダメだの
同情だの、いろいろ入り乱れて大変。
禁煙は、自信がなければ
コソコソ始めるべきだと確信したものでした。

だけど今、僕は禁煙願望を持つ人に言いたい。
自信なんていらない。
必ず自然に戻れます。

「禁煙できたらいいな」
の気持ちがあれば
それだけで充分。

こそこそしない。

何でこそこそするんだろう？
以前ヘビースモーカーだった頃の話。

いつも禁煙願望があった。
でも 60 ～ 70 本は毎日吸っていた。
咽スプレーや口臭をなくすガム
そして体臭予防に、きのこエキス。

何でこんなことしないといけないんだろう。
と思い、毎日自己嫌悪。
でも手にはタバコ。
ほんとに、この黄色く指に染みついた、
タバコの匂いがいいもののようにさえ
錯覚してしまう。

そんな日々の中、禁煙してみようかな、
と少しやめてみる。
禁煙を宣言するのが怖くて、
誰にも言わずにやめてみる。
でも、半日と持たない。
勝手に手がいつものところへ行く。
勝手に目が吸殻を見つめる。
もうこうなったらおしまい。

TRACK 7

自然体

タバコ。おいしいですか？
タバコ。おいしいですか？
タバコ。本当においしいですか？

もう、タバコはいらない。
いらない。
いらない。

もう、吸いません。
吸いません。

禁煙できた。
悪魔は消え去った。
タバコが不要になった。

がんばらず
あくまで自然に。

これでいいんです。

TRACK 8

吸わないことにビビッテル。

誰もが知ってるタバコの害。
それでも吸ってしまうのはなぜ？

ハイッ。それは中毒だからです。
それともう一つ。
体にしみついた習慣的な動き。

タバコの害を身にしみてわかっているお医者さんでさえ喫煙している人はいる。
簡単すぎて厄介。単純すぎて説明不能。
これがタバコ。

「吸わない」。それだけで終わるのにビビッテル。

吸いたくなったらまた吸えばいい。
だけどだんだん嫌になってゆく。それもタバコ。
吸いたいイライラを気分転換しようなんて
できっこない。
吸いたいものは吸いたい。
だから我慢は禁物。吸えばいい。
心の底に「やめたい」があれば、
必ずある時を境に吸わなくなります。
無理はしないでおきましょう

TRACK 9

悩まない

あの時の一本が、
今こうしてあなたを苦しめていますね。

深く悩まないで。
必ずいらなくなります。
もともといらないものだから。

あなたはタダ「洗脳」されているだけです。
その洗脳は自分で自分にかけたもので、
ご自分の意思で何とでもなるのですよ。

いまはただ
「自分で何とでもなる」
と腹の底深くに
理解を入れてください。

TRACK 10

待ちましょう

無理をしないこと。
こだわりがあるうちはしんどい。
自然にまかせて。

意識の中から
○○○の３文字が消えてしまうまで。

あせらないで。
もともといらないものだから。

本当に、
自然に消え失せるのを待ちましょう。

TRACK 11

7秒の誘惑

タバコを吸いたいですか？

吸えばいいでしょう。
イライラするよりは、ましでしょう。

あなたは、ニコチン中毒という
「麻薬中毒患者」です。

ニコチンの禁断症状は
肉体的苦痛をともないません。
タダなにか虚しく、
落ち着かない感覚になるだけです。

ニコチンはタバコに火をつけて
７秒くらいで体中にいきわたります。
そして、それと同時に
喫煙者は落ち着きを取り戻します。

でも
よく考えてみると、
その安堵感は
もともと持っていたものですよね？

TRACK 12

たいへん。

タバコを吸ってる人はいいな！
吸わなくなったときの喜びがある。
元に戻ることで
喜びや発見があるなんて、
ちょっとずるいかも？

今やっていることは良くないのはわかってる。
だから元に戻ろうとする。でもやめられない。
自分の体にも周りの人のためにも良くないのは
わかってる。でもやめられない。

もうこんな生活イヤだ!!
と思っても、また吸っている。
ついには、開き直り。

だけど、吸わないだけで直るんだよ。
その手持ちぶさたが大事なんだよ。

イライラは
自分でイライラするように
持っていっているだけ。

気分転換でかわそうね。

TRACK 13

とりあえず。

ついつい手が出る。

「やめとこう」
と思ったら、余計に気になる。
だから、中毒。

タバコ中毒の一番の特効薬。
それは「気分転換」。

吸いたくなったら、
深呼吸。
吸いたくなったら、
手をぐるぐる回しましょう。

とりあえず気分転換。

TRACK 14

気分転換

そんなに深く
悩むことない。

人間
ニコチン程度で狂うほど
やわじゃない。

気分転換。
気分転換。

TRACK 15

楽しいよ

「タバコをやめて失うものがありますか？」

という問いに対して、

私は
「失うものは、何もありません」
と答えます。

そして

「タバコをやめると、もっと人生が楽しくなる」

と断言します。

TRACK 16

やめとこ。

人を待ちながら眉間に皺を寄せ、
タバコを吸っている。
一仕事終えて、フーっと一服吸っている。
なんとなくかっこいいように思わされている。

これって、画面の中で間を持たすための演出。
普段の生活も同じように思って吸うのは
お調子者。

ほとんどの人。
そう。
喫煙している人でさえ
他人のタバコの煙は嫌なの。

バス停でバスを待っている人を観察していると、
タバコを吸わない人は必ず風上にいますよ。

だから
吸ってもいいけど
人に迷惑をかけないようにしましょうね。

はっきり言います。
喫煙者はかわいそうな被害者なんです。

有害物質を
たくさん含んでいることを知っていながら、
製造し、販売している会社の被害者です。
そして
軽い気持ちの１本からニコチンの毒に犯され、
自分で作った泥沼から
抜け出せない人たちなんです。

そう。
中毒患者なんです。

だから、あまり煙たがらずに
大きな気持ちで見てあげることも必要です。

スモークハラスメント。

今日新聞を見ていて見かけない単語を見た。
“スモークハラスメント”。

職場で上司や周りの人がタバコを吸うことについてのアンケートでは、
きっぱりお断りができる人は少なく、
つい「どうぞ」と言っているようだ。
本当は「やめて」と言いたいのに
言えない雰囲気がある。

禁煙や分煙をうたっている会社では、
宴会などの席でも周りを気にする人もいるようだが、
まだまだ受動喫煙防止法は
いきわたっていないようだ。

一人一人の気配りが
もっと全体の雰囲気を良くすることに
気づいてほしい。

もちろんそれは吸う人も吸わない人も同じ。
吸う人を責めるのではなく
思いやりを持って見てあげましょう。

TRACK 18

ゆるそう。

「やめよう」「いやだ」と思いながらタバコとつきあっている人。そう。あなた。

自己嫌悪に陥ることなんてないよ。
あなたのせいでタバコを吸っているんじゃない。
ニコチンのせいでタバコに手が行くんだよ。
1日に200回以上も同じことをやっていた
クセのせいで、タバコに手が行くんだよ。

落ち込まないでいい。
やめる気持ちがどこかにあれば、
ある時きっとやめられる。

タバコをやめられたら
どんなにいい空気を吸えるだろう。
どんなにお金が貯まるだろう。
どんなに家族が喜ぶだろう。
まだまだいっぱい特典あるよ。
喫煙者が得することは
ほんとにたくさんあるんだね。
と思っていたら、
吸わない人はもうみんな得してる。
ヨーク考えて、自然に戻ろうね

TRACK 19

いつものように

さあ
いつものように
おいしいタバコを吸って
罪悪感と自己嫌悪の日々を
過ごしましょう！

これって変ですか？

自然に戻りましょう。

TRACK 20

ほっといてくれって？
ほっときたいけど
その煙がまとわりつくの。
煙に責任取れますか？

「…………」。

ほんとうはやめたいんだよね。
でもつい手が出てしまう。

やめることにこだわるうちはしんどい。
気楽にいこうね。

もともと？

生まれた時はどうだった？
タバコをくわえていたのかな？

「…………」。

『灰皿どこだ！』
いつもあなたの目はそこから始まる。

「…………」。

やさしさって何？
煙で環境悪くして
やさしさを語っている人っているんだよね。

「…………」。

世にも見事なニコチン中毒。
いつもいつも、くさい人。
あなたとすれ違うと
哀れみを感じます。

「…………」。

TRACK 21

反省。

本気で禁煙したい人。

禁煙は、自分の行動を一つ制約すること。
禁煙は、ニコチンの渇望との戦い。
禁煙は、時間の無駄使いとの戦い。
(自分では思考の時、又は気分転換の時と思い込んでいる)
禁煙は、喫煙仲間に後ろめたい気持ちになる。
禁煙は、自分との戦い。
なんて
本気で思っていたら禁煙なんてできない。
要はやるかやらないか。

何度失敗しても良いからやってみる。
3時間で断念。大いに結構。
やめるために大いなる決心も良いけど、
大きく構えないでちょろちょろやってみる。
「やめられれば良いな」って思うことが大事です。

何気なく吸ってみた。カッコつけに吸ってみた。
むしゃくしゃしたから吸ってみた。
いろいろあるけど、
たいした理由もなく吸いだした人ばかり。
たいしたこと考えなくてもやめられる。

TRACK 22

それとも

あなたは中毒患者です。
だけど
すぐに良くなる患者です。
禁煙すれば、すぐに直ります。

タバコの吸えない不安がある限り、
心の底からの安息は得られません。
あなたは本当の安息を手にしますか？
それとも……。

必ずあなたは禁煙できます。
「もう、吸わない」
と毎日宣言しましょう。

腹の底から理解できた時、
自然にタバコがいらなくなります。

TRACK 23

ごめんなさい。

あなたはそのことを悔やんで
このメモを読んでいたのですね。
悔やむより喜びましょう。

タバコを吸わない人たちにはわからないことを
あなたは経験できるのです。
そう。
「禁煙の時」という喜びを味わえるのです。

必ずあなたは禁煙できます。
「もう、吸わない」
と毎日宣言しましょう。

腹の底から理解できたとき、
自然にタバコがいらなくなります。

閃き

リラックスするためにまず一服ですか？

なるほど。
あなたは喫煙者ですから
その方法が一番にひらめくのですね。

よく分かります。

でも
よくよく、考えてみてください。

タバコがあなたを
リラックスさせるのではありません。
「タバコを吸うとリラックスする」
と自己暗示にかかっているのです。
そして
手持ちぶさたも同様です。

なんで？

かわいそうに。
近頃はどこへ行っても肩身が狭いようですね。
いらない習慣を身につけたばかりに……。

TRACK 24

やめるだけ

喫煙の動機は単純そのもの。
禁煙の動機も一杯あるのに
どうして行動が伴わないの？

それは喫煙者が中毒患者だからです。
そう。あなたもです。

でも心配しないで。
ニコチン中毒はすごく軽いんです。
３、４時間で効能が消えるのに、皆さんは７、８時間も眠れるでしょう。本当は禁断症状が出ても不思議じゃないですね？
でも、ニコチン中毒の禁断症状で暴れたというのは聞いたことがない。ただ習慣になっているだけなんです。
だから、何度も言っているように簡単に禁煙できるんです。その習慣をやめるだけでいいんです。必ずあなたは禁煙できます。

「もう吸わない」
と毎日宣言しましょう。
腹の底から理解できたとき、
自然にタバコがいらなくなります。

TRACK 25

タバコとは腐れ縁？

タバコとは腐れ縁？
それなら決断だけですね。

「もう吸わない」
これだけでいいんです。

すべてが良くなるんです。

TRACK 26

思い出そう

ガマンしていると思っている自分は
捨てましょう。
手持ちぶさたを喜びましょう。

澄んだ空気、深呼吸できる部屋にいますか？
空気清浄機でのごまかしはききません。
自然に戻ることの楽しさを
思い出してください。

いらない気遣いや、イライラからの開放は
あなたを勇気づけ
禁煙の喜びで満たしてくれます。

タバコをやめると
お小遣いが残る。肌が綺麗になる。
嫌な体臭が消える。喫煙具がいらない。
喫煙場所を探さなくってよい……。

「………」。

「ね。吸わないって良いことばかりでしょ？」

TRACK 27

不用品

タバコがいらなくなった時を
想像してみてください。

・あなたからくさい匂いがなくなった。
・タバコの吸い場所を探さなくって良くなった。
・コズカイが減らなくなった。
・喫煙具がいらなくなって、ポケットがスッキリした。
・時間的余裕が生まれた。
・本数が減ると不安になることから開放された。
・タバコの自販機に目がいかなくなった。
・(吸えない) 不安感から開放された喜びを実感できた。
・やめられない自己嫌悪から開放された。
・周りに迷惑をかけている罪悪感から開放された。
・朝起きた時のノドの痛みや痰がなくなった。
・気管支や肺の病気に対する不安が消えた。

良いことばかりですね。

TRACK 28

遠回りをしたけれど、
あなたは今
このあたりまえの人たちの
仲間入りをしようとしています。

タバコを吸う必要を感じなくなったことの
喜びを感じてください。

不必要な洗脳や恐怖からの離脱を
心から喜んでください。

それでもまだ吸いたいと感じる方は
ガマンしないで。
ガマンと感じない程度の自制で済むまでは
吸いたければどうぞ。

必ずあなたは禁煙できます。

遠回り

タバコを吸う必要がなくなれば、

・あなたからくさい匂いがなくなった。
・タバコの吸い場所を探さなくって良くなった。
・コズカイが減らなくなった。
・喫煙具がいらなくなって、ポケットがスッキリした。
・時間的余裕が生まれた。
・本数が減ると不安になることから開放された。
・タバコの自販機に目がいかなくなった。
・(吸えない)不安感から開放された喜びを実感できた。
・やめられない自己嫌悪から開放された。
・周りに迷惑をかけている罪悪感から開放された。
・朝起きた時のノドの痛みや痰がなくなった。
・気管支や肺の病気に対する不安が消えた。

良いことばかりですね。

この利点は喫煙者に限りのもので、
タバコを吸ってない人にとっては
あたりまえのことなんです。

TRACK 29

少し手持ちぶさた。
この状況を心から喜んでください。

まだ、タバコと縁が切れていなくても、
この状況をイメージしてみてください。
朝晩。毎日毎日。

そして
自分に納得の時がきたら
「もうタバコを吸わない」
と宣言しましょう。

あなたは必ず禁煙できます。

ポイッ

精神力で禁煙しようとしないでください。
必ずリバウンドがきます。

ちょっと一本。
これは絶対だめです。
「ちょっと一本」という思いがなくなるまで
タバコを嫌悪しましょう。

タバコは麻薬です。
あなたを
「くさい・きたない」
不必要な洗脳や恐怖に導きます。

とことん嫌悪した後は
きれいさっぱり
ポイッと捨て去りましょう。

不思議ですね。
捨てた途端に
晴れ晴れとした気分が訪れます。
何かいらないものを
背中に背負っていたような、
変な気分になりますね。

TRACK 30

カン違い

ニコチンだらけの体で
どこへ行くのですか？
ニコチンだらけの悪臭を
どこへ持ってゆくのですか？

あなたはニコチンの奴隷。
もう、ちょっとやそっとでは、
縁を切れないと
カン違いしていませんか？

「もう吸わない」
これだけでいいんです。
すべてが良くなるんです。

自然に戻ることの気楽さ、
楽しさを思い出してください。

いらない気遣いや
イライラからの開放は
あなたを勇気づけ
禁煙の喜びで満たしてくれます。

TRACK 31

気楽に。

禁煙を考えている人は本当にたくさんいる。
その中で、禁煙を試した人もたくさんいる。
でも、禁煙願望を持ちながら、
嫌な思いを別の何かでごまかして
吸いつづけている。
「今日はあまり吸わないようにしよう」
なんて思った日には、
逆に吸いすぎて、頭が痛いの吐き気がするのと、
妙なことになる。

禁煙をあまり深刻に考えないことが
禁煙のコツかもしれない。
「できれば吸わないようになりたい」
程度の想いがちょうど良い。
吸っていなかった頃のさわやかさを思い出し、
くさい匂いのしない自分を思い浮かべてみる。

朝起きたとたんにタバコを探す習慣。
こんなの変！
タバコをくわえて生まれてきた人はいません。
元に戻りましょう。
自分の習慣の異常さに気づきましょう。
気づけば第一段階クリアーです。

TRACK 32

みんな、やめたいんだよ。

やめたいと思いながら、つい手が出てしまう。

イヤだと思いながらも吸ってしまう。

変だと気づきながらも吸っている。

そんな自分がイヤになるときもある。


でも、心配しないで。

「やめる」
「吸わない」
この事を何度も何度も言っているうちに
気づく時がくる。

人間って
ニコチン程度で芯から狂わされるほど
やわじゃない。

自信を持って、

「吸わないっ!!」

って宣言しよう。

TRACK 33

リラックス

おめでとうございます。
もうすぐですね！
くさい煙とのお別れ。

あなたは
このメモを読む気になっただけで、
禁煙者の資格があります。

がんばろうとしないで。
自然にまかせば自然に戻ります。

タバコをクワエテ
生まれてきた人はいないのですから。

第4章　それでも、まだ、吸いますか？

TRACK 34 ～ TRACK 65

TRACK 34

ニコチン中毒のあなたへ。

そこのあなた。
あなた病気なんですよ！

「俺は正常。
健康診断で、どこも悪くなかったよ」
ってタバコをくわえて
うそぶいてるあなた!!
あなたは立派な中毒患者です。
ニコチン中毒なんですよ。

自覚症状があっても、
気にしないそぶりをしていますね。

やめたいのに、つい手が出てしまう。
それって病気の証拠。

早く直そうね!!

TRACK 35

単純だけどむつかしい。

ただ吸わないだけのこと。
それだけなんだけど……？

いらない習慣を身につけたばっかりに
それが恐怖なんだよね。

思い切りが大事。

簡単だよ。
と言われても本人にとっては大事件。

やめたい気持ちと、
わかっていながら吸い続けたい気持ちの
ハザマに揺れ動く喫煙者。
自分にとっては大事件と思い込んでいる。
ただ吸わないだけなのに……。

もともと
タバコをくわえて生まれてきた人なんて
いないのに。

自分で自分を落としめてる。
早くそんな馬鹿なこと、やめようね。

TRACK 36

子供は嫌う

すべての子供たちはタバコを嫌います。
本能的に嫌います。
体にいけないことを知っているのです。
彼らはくさい煙が嫌いです。
すがすがしい
深呼吸をしたくなる空気が好きです。

大人になると
本能を甘えが打ち負かすのですね！
気付いた？

すべての喫煙者に言えること。
あなたは、くさい。
すべての喫煙者に言えること。
あなたを見てると、かわいそう。
すべての喫煙者に言えること。
あなたの行動は、異常です。

もう気付いている方。
そう。あなたです。

そろそろですね。
自然に戻りましょう。

TRACK 37

さみしい。

最近、新聞を読んでいると、
禁煙の記事をよく見かける。

徐々に広まる禁煙や、
分煙で、さみしくこっそり喫煙している
男の後姿が載っていた。

時代の流れに置き去りにされた人。

意地を張らずに、
元の姿に
戻るだけでいいのだけれど……。

TRACK 38

強い意志

喫煙者さま。

あなたは「タバコ」の奴隷です。
これからもずっと奴隷でいるのですね。

世の中の半分以上の人に
嫌がられていることを知りながら、
生きていくのですね。

あなたは本当に意思の強い人だ！

TRACK 39

決断

あなたの意思は
鉄よりも固い。
あなたの意思は
周りの誰よりもふてぶてしい。

そう。
これだけすごい迷惑を
平気で掛けているのだから。

喫煙行動の異常さを認識しましょう。

タバコを心から愛していますか？
それなら
このメモは必要ないですね。

どんどんガン貯金をしましょう。

TRACK 40

カン違い

タバコを吸うとカッコイイ。
タバコを吸うと落ち着く。
そのほか……。

本気でそんなこと思っています？
大きなカン違い。

タバコは百害あっても一利なし。
一利と理屈をこねても、
よく考えるとただの言い訳。

カン違いで回りに迷惑かけないように。
カン違いで体を壊さないように。

TRACK 41

5万円たまってた。

禁煙できたら、何が変わる？

タバコがいらないということは、
そうです。
お小遣いがたまるんです。
やめたその次の日から、
買ったつもり貯金で半年。
なんと5万円もたまってました。
それだけでもう最高。
それにまだまだオマケがついてくる。
家族の笑顔。

やめたら得することばかりでした。
ガン貯金。

やめたくてもやめられない。
わかっているけどやめられない。
そうして、毎日何本もガン貯金をしてゆく。

思い切りの悪さがすべてを台なしにする。
わかっているけどやめられない。ガン貯金。
もうやめよう

TRACK 42

満期はいつ？

喫煙者さま。

あなたは「タバコ」の奴隷です。
これからもずっと
奴隷でいるのですね。

世の中の半分以上の人に
嫌がられていることを知りながら、
生きていくのですね。

ニコチンを毎日毎日、
体に貯金しながら
生きてゆくのですね。

満期はいつですか？
それは“発病の時”です。

楽しみですね。

TRACK 43

吸わなきゃ治る。（大人と子供の会話）

「タバコってどんなもの？」
「体に良くない物のかたまりを燃やして
煙を吸うんだよ」

「どうしてそんなことするの」
「？？？？？？」

「体に悪いんでしょ」
「そう。悪いものなの」

「だったら捨てなきゃ」
「うん。でもそれができないの」

「どうして？」
「タバコの中毒にかかってしまったから」

「それって治らないの？」
「治る。吸わなきゃ治る」

「だったら吸わないようにしよ !!!!」

TRACK 44

もどるんだ。

タバコをやめたら、
やたら塩加減が分かるようになった。
タバコの辛さで麻痺していたものが
戻ったらしい。

咽にカラムものがなくなった。

朝一番のすっきり気分が持続する。

いつもなら、
いっぷく吸ったとたんに
煙幕を張られていた頭の中。

こんな経験すぐにできる。

「吸わない」
これだけでいい。

TRACK 45

かんたん。

うっとうしい。
どうしてこうまで
付きあわないといけないのか。
嫌なのに、イヤなのにつきあっている。

本当にバカなことをしていた。
臭い・汚い・醜い・人に迷惑・体にも悪い……。

こんな生活イヤだ!!
しょっちゅう思ってた。

そして
たった一つの行動で、
すべてが解消した。

「吸わない」
これだけだった。

TRACK 46

吸わない

喫煙者さま。

ごめんなさい。
いやなことばかり書いて。

あなたも私も同じ人間。
同じ空気を吸って生きています。

一日も早く
奴隷生活から抜け出されますように、
お祈り申しあげます。

禁煙のコツはタダ一つ。
「吸わないこと」

TRACK 47

おしゃぶり

禁煙グッズですか？
いつまで甘えているのです！
赤ん坊じゃあるまいし。
おしゃぶりと同じです。
みっともないからやめなさい。

厳しく思われるでしょう。
でもこれ、事実です。

あなたの意識に
「タバコ」が染みついているかぎり、
禁煙者にはなれないのです。

TRACK 48

こわいんだ

やめようと思いながら
吸っているのですね。
かわいそうに。

喫煙の悪魔にとりつかれ、
禁煙の恐怖が
あなたをとりこにしてしまうのですね。

わかります。無理をしないで。

減煙ですか？
少しづつ吸う本数を
減らしていっているのですね。

無駄な努力です！

厳しく思われるでしょう。
でもこれ、事実です。

あなたの意識に
「タバコ」が染みついているかぎり、
禁煙者にはなれないのです。

TRACK 49

いい空気吸いたい。

朝一のタバコ。
一瞬にして広がる煙幕。
フッと心に自己嫌悪。
知らないふりしてスパッスパッ。

これが一日の始まり。
毎日毎日、何百回と繰り返す。

でも、その時は
その異常さに気づかない。

だから異常なの。

もう異常な行動から、
抜けだすことを考えよう !!

TRACK 50

利点？

タバコに利点がありますか？

100％、ありません。
100％、ないのです。
100％、本当に利点はないのです。

喫煙者の答える利点はすべてコジツケ。
もしくは、
もともとあなたが持っているものを
あたかもタバコを吸うことで起きる
現象のごとく言っているにすぎないのです。

たとえば、

・ご飯の後のタバコがうまい。
・仕事が一段落したときの一服。
・集中するための道具。
・間をつなぐ。
・カッコがつく。

などなど。

変ですね……。

TRACK 51

肩身が狭い。

どこへ行っても禁煙の嵐。
肩身の狭い喫煙者。

その反動だろうか？
くわえタバコの女性が異常に増えている。
町でよく観察すると、
若い女性に顕著に見られる。

それにひきかえ、男性、
特にビジネスマンの喫煙者は極端に減った。

ビジネスの世界では
喫煙者や肥満した人は
自己を管理できない、だらしない人と見られる。
周りの人たちに対する
気配りのできない人として見られる。
そして
第一線で働く人々にとって、
健康を気遣う気持ちが非常に強いせいだと
察せられる。

不必要なものはまず、
最前線で淘汰《とうた》されるのだろう。

TRACK 52

kusai , kusai , kusai.

kusai , kusai , kusai.
クサイ、ケムイ、いられない。
「もうあんな事務所には二度と行かない !!!」
先がかすむほどの煙。
よくもこんな中で平気でいられるものだ。
体中にしみついたニオイで吐き気を催す。
営業マンならこんな経験があるはず。

喫煙者の無頓着。
喫煙者の横柄。
喫煙者は知らず知らずに、そんな人になる。

くわえタバコの人の後ろは歩きたくない。
タバコくさい人のそばにはよりたくない。
タバコくさいところには行きたくない。

喫煙者は本当に、
知らず知らずに人に迷惑かけている事を
自覚すべき時がきている。
「人に迷惑をかけたら、知らないでやってもごめんでしょ」って、三つの子供にでも教えているよね。
知らない間にかけてる迷惑。よ〜〜く考えよう。

TRACK
53

朗報

喫煙者って、意外に体のことを考えている。

強烈にタバコを吸いながら、
片方で
ビタミン補給などのサプリメントを
欠かさない人が多い。

そこで朗報です。
ニコチンの害を少しでも抑えたいという場合には、日常的にワカメをとると、ワカメに含まれる物質がニコチンの悪影響を和らげてくれようです。

しばらく続ければどうでしょうか。

TRACK 54

やめよう。

今日の朝もたくさん落ちていた。
何でこんなに平気で捨てられるのかな？
いつも掃除をすると思う。

道端に落ちているのは、必ず吸殻がトップ。
しかも
火のついたままのもある。

次男坊が黙って、そのタバコを踏み消して、
ひとこと言った。
「こんなことしていいの？」

最近くわえタバコの女性がいやに増えた。
それを見て今度は三男坊が言った。
「カッコワル～！」

素直な子供の目に映るあなたは
どんなひと？

TRACK 55

ひどいよ

正常な人々に
煙たい、くさい思いをさせて、
平気でいるあなた。

あなたって、もともと
そんなにひどい人だったの？

「自分の体は自分の好きなようにする」
ですって？

お好きにどうぞ。
あなたは煙の管理ができるんですね！

TRACK 56

それだけ。

難しく考えないこと。
吸うか吸わないか、
それだけ。

難しく考えないで
やめてみよう。

やめることを、
やめた後を考えてみよう。

なくてもいいものを
欲しがる哀れさが
身にしみませんか？

TRACK 57

せつやく。

「よ～く考えよう。命は大事だよ !!」

タバコを吸うと
病気になる率が
ものすごく大きくなる。

これって喫煙者はみんな良く知っている。
だから喫煙者って
よくサプリを購入するそうだ。

吸わなくなるだけで、
タバコ代もサプリ代も浮くんだけどな～。

TRACK 58

小さな一歩。

禁煙に抵抗があるのは当然です。
ニコチン中毒患者ですから。
そして
喫煙行動という習慣が
ついてしまっているのですから。

自分にも周りのためにも良くないことは
わかっているのにやめられない。

やめられないことに悩んでないで、
いっそのこと、タバコと心中するつもりで
1日200本、吸ってみてはいかがですか？
とことん無理してやってみては？

やめようとしてやめられないのなら、
とことん吸うしかないでしょう。

あなたに禁煙願望があるのなら、
何でもいいから一歩進めてみましょう。

何かやり始めれば
きっと何かが変わります。

TRACK 59

無駄ばっかり。

1日40本タバコを吸う人。

1本4分で吸うとして、
1日160分の無駄な時間。

1本8回吸いつくとして、
1日320回の無駄な動き。

1本15円として、
1日600円の無駄なお金。

1年にすると、
58,400分
116,800回
219,000円
の無駄。

これだけの時間と、
行動と、
お金がそろえば
すごい事ができそうだ!!!

TRACK 60

正しい選択

ガマンしていると思っている
自分は捨てましょう。
手持ちぶさたを喜びましょう。

自然に戻ることの楽しさを
思い出してください。
いらない気遣いや、
イライラからの開放は
あなたを楽にしてくれます。

もう、あなたは十分に理解しています。
そして
心の奥底から納得しています。
麻薬との決別。

大きな声で
「もう、吸わない」
と宣言しましょう。

心晴れ晴れ。きれいさっぱり。
あなたはもう自然を取りもどし、
いらない習慣を捨てました。

もう大丈夫。あなたは完全に理解しました。

もし又、悪魔がやってきても、
あなたの心には入り込む余地はありません。

そう。
もうあなたの心の奥底に
“禁煙”の文字が刻みこまれています。
あなたの決意と共に
突然その時がやってきました。
楽しみですね。うれしいですね。

だって、
こんなにもワクワクと喜びで満ちた心に、
あのくさい、汚いものが
入れるわけがないでしょ。

ごめんなさい。悪魔君。
私はもう自然を取りもどし、
いらない習慣を排除しました。
他をあたってね。
バイバイ !!

もう大丈夫

タバコのこと本当に好きなの？
寝ても覚めても肌身離さず。
そんなに大事なものなの？

何かおかしいことに気づいたあなた!!

なんだかできそう。
やっぱりできる。
うんにゃ、
できた状態をもう理解してる。

と言うことは、
もういらないんだ。
そう。もういらないんです。

大きな声で
「もう、吸わない」
と宣言しましょう。

心晴れ晴れ。きれいさっぱり。
なにか大きな荷物を降ろしたような……。
ワクワクしてきた。
どうしよう。

TRACK 62

意地っ張り

まだまだ意地を張っているのですね。
それならこんなの読まなきゃいいのに。
でも読んだ以上、あなたは逃れられない。
そう。
もうあなたの心の奥底に
“禁煙”の文字が刻みこまれています。
あなたの決意と共に
突然そのときがやってきます。
楽しみですね。

「もう吸わない」
これだけでいいんです。
すべてが良くなるんです。

「ガマンしている」と思っている
自分は捨てましょう。
手持ちぶさたを喜びましょう。
自然に戻ることの
楽しさを思い出してください。

いらない気遣いや、イライラからの開放は
あなたを勇気づけ
禁煙の喜びで満たしてくれます。

TRACK 63

ほんとうかな

タバコを吸っていて良かったことを
書き出してください。

・
・
・
・
・
・
・
・
・
・
・
・
・

たくさん書けましたか？

もう一度よく見てください。

それって本当ですか。
常識をもって判断してください。

TRACK 64

ほんとうかな

タバコをやめて失うものがありますか？
書き出してください。

・
・
・
・
・
・
・
・
・
・
・
・
・

たくさん書けましたか？

もう一度よく見てください。

それって本当ですか。
常識をもって判断してください。

TRACK 65

禁煙の時。

今、この時が決断の時。
そう思い、何度も挫折した禁煙。

人間は
本当に美しいものとして
創られています。

なのに、
肺の中を真っ黒けにして、
指先を黄色くして、
何度も何度もいやな目にあって。
心の中に憂鬱《ゆううつ》までもらって。

それでもまだ、
心と体を汚し続ける
禁煙願望を持つ人々。

本当の「禁煙の時」は
あなたの決断次第です !!!

第5章　禁煙成功者の話を聞こう

～次はあなたが喜びの声を上げる番です～

＊読者の禁煙宣言の一部を紹介します＊

あなたの決意とともに
突然「その時」がやってきました。
あなたの選択は正しい。

タバコから離れて約2年が経ちました。寝起きもよく、朝もすっきり目が覚めます。ただ、いまだに周辺からタバコの煙が漂ってくると、懐かしいというか、いい香りというか、いい臭さというか、そんなことをまだ感じてしまいます。でも、もう二度とタバコを手にすることはないと思っています。タバコをやめて1日が2日となり、1年が2年となった現在、吸うことの快感よりも、数段上の快適さを実感できているからです。

42年間にもわたり、1日50本ペースで吸っていたので、周囲からは「やめられるはずがない」と言われていました。確かに、私自身意志が強いとは思っていませんでしたが、そんな私でも禁煙できたのは「禁煙一言メモ」のおかげです。出会いがなければ、いまでも……です。

どう表現したらいいものか。とにかく感謝、感謝です。現在禁煙にトライ中の2人（現在34日間禁煙中）も成功しそうな雰囲気です。本当に有難うございました。

K・Nさま

長い間、何度もメールいただき感謝いたしております。

今もタバコを吸いながらメールを読ませていただいたところです。

ちょうど、この1本で終わります。これでタバコがなくなったので、宣言させていただきます！

「俺は今日から・いまから、二度とタバコを吸わないと誓います」

私は今まで50本から60本は吸っていましたが、これからは禁煙一言メモを読まなくてすむのかな？

禁煙できたら1カ月後にまたメール差し上げます。

ありがとうございました。

S・Nさま

約3カ月前の、ゴールデンウィークから禁煙しています。

お盆明けには、待望の赤ちゃんが誕生する予定です。これからも、ニコチン抜きのきれいな空気の中で生活していきます。

ありがとうございました。

K・Iさま

タバコを吸わないようになって2カ月半が過ぎました。
もう吸うことはないと思います。
ありがとうございました。

N・Tさま

お世話様です。いつもメールありがとうございます。
まだ2カ月ほどですが、何とか禁煙できるようになりました。
これも「禁煙一言メモ」のお陰です。
ほんとうにありがとうございました。
京都禁煙支援センターのますますのご活躍をお祈りいたします。

F・Sさま

インターネットでいろいろなメールが送られてきますが、京都禁煙支援センターからのメールほど有意義なメールはありません。

プレゼントの当選メールは、そのひと時だけハッピーな気分にさせてくれますが、懸賞などそんなに毎週当たるものではありません。

けれど、「禁煙一言メモ」のメールは、一生続く宝物が毎回当たったような、そんな気持にさせてくれます。

禁煙は、昨年から今年にかけて10カ月間続けてきたんですが、今年の9月に挫折し1カ月ほど喫煙者となってしまいました。

そんな時、京都禁煙支援センターのことを知りました。

そして、いままでは喫煙という不潔な習慣を断ち切れたような気がします。

今後も自分が「タバコ依存症」であることを忘れないように、禁煙を続けて生きていきたいと思います。

Mさま

禁煙メールを受けはじめて、あっという間に3クールが終わってしまいました(全然読まない時もありましたけど)。

先週の月曜日、エアロビクスの教室に行き、レッスンが終わった後、洋服に着替えたら、すごくタバコの匂いがついていました。

もう嫌だな、と思って、その日持っていたタバコがなくなった時に、今からやめようと思いました。

今日で1週間です。もう、2100円得したな～と思うといい気分です。

朝おきた時、咽の調子もいいです。

でもまだちょっと不安です。

M・Yさま

3年前に、4カ月吸わなくなって友達にも禁煙を勧めたのに、なぜかまた吸い始めてしまったから。

でも、今朝メルマガが届いて、「もう吸わないと宣言しましょう」と書いてあったので、「よし！」と思ってメールを書きました。

『吸わないぞ～!!』

Yさま

もう吸いません。肌綺麗になりたいもん！

禁煙して約1カ月です。もうくさい息もなくなり、たんが詰まることもありません。ただ、今まで2月目から再喫煙ということが何度かありましたので、まだまだ油断はできないところです。

でも、これからも依存心をもたずにやりぬくつもりです。

K・Iさま

いつも禁煙メールを送っていただき、本当にありがとうございます。

私は、2クール目に突入しました。なんとなく始めたこの禁煙メールですが、1クール目は、なかなか禁煙が続きませんでした。

何処にでもある自動販売機が、私を誘惑し、ついつい、いそいそとコインを投入、という日々が数カ月続きました。血圧が少々高めになったこともあり、〝やっぱりやめなきゃ！〟と自分に言い聞かせながらも、1週間に1箱だけ吸ってしまう日々がさらに2カ月続きました。

自分の髪の毛や指先についたタバコのにおい、鼻の穴についたヤニ、これらのことを禁煙メールは今更ながらに気づかせてくれました。

何度も読み返していたわけではないのですが、ちゃんと心の隅に残っていたのですね。メールのことばが。時々思い出して、「ほんとだなぁ、禁煙できない私ってバカみたい」などと思っていました。

そして、やっと、自動販売機の誘惑にも負けなくなり、コンビニのカウンターでも、誘惑に負けなくなりました。

まだ、完全に禁煙してから3週間ぐらいしかたっていませんが、今度こそ、ほんとにやめられそうです。

こうして、お礼のメールを送ることでケジメ（？）がつけられるように思います。

禁煙メールは、やはり大きな力でした。時間はかかったけれど、とうとうやめることができました。

本当にありがとうございました。

S・Iさま

私は、49歳の無職の主婦です。

タバコは、30歳すぎから吸い始め、初めは日に3～5本、40歳すぎから日に1箱吸うようになっていました。

でも、今は禁煙メールのおかげで0本です。

これまでにいくらタバコにお金を費やしたのか、もったいないことでした。

M・Iさま

5月23日からタバコを吸っていません。

メルマガは26日から購読しています。

やめるに至った最初のきっかけは1年ほど前に、当時5歳の息子にタバコの弊害について諭されたことでした。

どうやら幼稚園で「歩きタバコをしている人に近づくな」というような話を聞いてきたようです。

それまでも家族（特に母親）から事ある毎にタバコをやめるように言われていましたが、全くやめる気はおきませんでした。

でも、幼稚園の子供に正論を言われるのはかなりショックで、言い返す言葉もありませんでした。

それからというもの、息子の目を気にするようになり、家族の前では吸うことができなくなってしまったのです。

1日に吸う本数はそれまでの1箱から10本以下に激減しました。こそこそ吸っていたためか吸うたびに罪悪感というか後ろめたさをだんだんと強く感じるようになっていきました。

そして5月からの健康増進法施行で罪悪感が更に強まり、最終的には7月からの増税のための値上げが決め手になりました。

現在に至るまでのタバコに使ったお金を概算してみたら150~200万円を灰にしていたことがわかりました。

タバコを吸うのをやめて約10日になりますが、吸いたいという気持ちはほとんどわいてきません。ただ、生活の一部であったものをなくしてしまう不安というか寂しさが残っているので、メルマガは購読していこうと思います。

しばらくお世話になります。よろしくお願いします。

N・Tさま

私は、17年間タバコを吸ってきました。
やめたい、やめたいと思っていましたが、なかなかやめられませんでした。
最近ではそんな自分が嫌で嫌でたまりません。
臭い部屋も服も髪も息も、もう嫌です！
いま、決意しました。
もう、絶対に吸いません。

O・Eさま

ずっと行ったりきたりしてました。
タバコがすごく嫌でやめたいのに、なぜかやめるのが怖い自分がいました。
でも今回は出来る！って思いました。
脱タバコ宣言します！

I・Nさま

「もう吸いません」と宣言するって、素晴らしいですね。

なんだか、それだけで、誇らしい気持ちになる。

Hさま

はじめまして。

いつもすごくいい禁煙法だと思い、教訓とさせていただいてます。タバコは、有毒な活性酸素を発生させ、ストレスを解消するビタミンCも破壊する不毛なものかもしれません。

でも、タバコを吸って頭がボーッとする麻薬感覚からどうすれば抜け出せるのかわかりません。

でも、禁煙メールをたよりにがんばってみようと思います。

K・Iさま

もう吸わない!! 吸わない!! 吸わない!!

歯が黄ばんでる私は醜いんだ。

思いっきり笑えるように、タバコはやめる。

M・Tさま

おかげさまで、今年初めから1本も吸っていません！
今後とも、くじけず、二度と吸わないよう誓います！
ぜひ、これからも弱りがちな決心をサポート頂けましたら、嬉しいです。

Kさま

禁煙一言メモを2クール読みました。
ただ読んだだけでタバコをやめることができました。
本当に何の理由もなく、ただ読んだだけでやめました。
やめて1カ月になります。本当にありがとうございました。
永遠にやめてみせます。

S・Yさま

ありがとうございました。
60年間吸い続けたタバコを、支援センターのおかげでやめることができました。
これからは臭い匂いともお別れです、また多くの人に奨めていきたいと思っています。

S・Mさま

喫煙年数15年とちょっと。

吸いはじめの頃は何度か禁煙（休煙？）をしましたが、今ではさっぱり……。

バックナンバーを拝見して、ハッとしました。

今から自分との戦いを始めようと思います。

E・Kさま

私は63才、過去13年間禁煙しましたが、5年程前からまた吸うようになり、やめようと思いながらなかなかやめられません。今回この機会にやめようと思います。

「禁煙出来るメール」を楽しみにしています。

U・Tさま

禁煙一言メモを拝見して、昨年12月に決意しました。1月23日現在で「禁煙40日目」です。

やっと人並みになれました。

まだまだ、誘惑が多く、宴会への出席を拒否していますが、納得してくれる良き友もいます。がんばっていこうと決意新たです。

H・Sさま

25才の学生です。いつも禁煙一言メモを読ませていただいてます。高校から吸いはじめて約10年、やめようやめようとして何百回失敗してきたかわかりません。いつもメルマガを読みながら、その突き刺さるような一言にはっとさせられていました。

購読を始めて1カ月くらいたちますが、恥ずかしながら、いまだに禁煙できずにいます。ですが、たった今から禁煙をはじめます。いつもいつも禁煙できた人をうらやましく思っていました。そして、もしかしたら自分には無理じゃないかとも……。

ですが決めました。できないことはないですよね。勝手ながらこのメールを禁煙

のきっかけにしたいと思います。(ほんとに勝手ですねm(_)m)

このメルマガがなかったら、あの突き刺さる一言がなかったら、禁煙したいとまじめに考えることもなかった気がして、僕はそれがたまらなく恐いです。

25才で禁煙って遅いでしょうか!? そんなことないですよね?

自分がそうであるように、「もう遅いよ」って思って禁煙することをやめた人が、きっとたくさんいると思います。どうかそんな人たちにも、禁煙の勇気を少しわけてあげてください。

これから禁煙してもメルマガは購読させていただきます。この〝やめよう!!〟という決意を忘れないためです。

それでは風邪などひかれませんよう、お体にお気をつけてがんばってください。

1人でも禁煙できた人が増えるといいですね。

本当に、まったく自分勝手なメールで失礼しました。m(_)m
うおーがんばるぞー!!!

さとしさま

あとがき

やめたいのに吸ってしまう。
わかっているのにやめられない。
いくつになっても大人になれない。
口元がさみしくなって、
手持ちぶさたも手伝って、
おしゃぶり代わりにタバコに手がいく。
こんなことの繰り返しに苦しむ世界。
かつて、私もその世界の住人でした。
しかし、私は今、タバコのない世界、
つまりもとの世界に居ます。

タバコをやめたいのにやめられない喫煙地獄からきっぱり抜け出し、かつての私と同じ思いをして苦しむ人達に少しでもお役に立てればと、始めたメルマガ

「禁煙一言メモ」。

このメルマガを配信して2年半くらいの間に、２００通を超える、温かい励ましメールやありがとうメールをいただきました。常に２０００人～２２００人程度の読者数でしたが、確実に禁煙に貢献できる手ごたえを感じていました。

10年間の喫煙、7年間の禁煙、再煙、ヘビースモーカー、そして完全な禁煙。私は、以前の7年間の禁煙生活から再煙してしまった情けない思いがあり、心のどこかに、またあの地獄へ嵌まり込んでしまうのではという怖さを持っていました。しかし、ある日突然訪れた禁煙の「その時」は、以前に禁煙したときとはどこか違うことも感じていました。そこでこの「その時」の私の状況をじっくり見つめなおし、細かく分析したときに、脳、特に右脳についての知識が相当役に立っていることがわかりました。

突然「その時」がやって来て「タバコ」に関するすべてを消し去り、心の底からすっきりとしたあの日。翌朝のすがすがしい気分と朝食の微妙な塩加減がすごく新鮮味を帯びて感じられたこと。「以前の禁煙のとき」には感じることのなかった思いがそこにはありました。

これこそ本当の禁煙。タバコの「タ」の字も意識から消える事。もちろん、それ迄毎日何百回も同じ行動をしていたため、つい手がポケットに行くようなことはありました。しかし「吸いたい」という思いはまったく感じることはありません。そういえば吸っていたんだなあ。という程度の思いです。タバコの呪縛から解き放たれ、喫煙具を持つことなく、買い置きを心配することもない。少し身軽になって、ポッケの小銭が家に帰っても残ってる。ちょっとした幸せ。喉の痛みや手の指に染み付いた黄ばみ、体から放つタバコの臭い。これらすべてと、きれいさっぱりおさらばです。読者の皆様にも、私と同じように、決して苦しむことなく、あせることなく、気楽に禁煙をしていただきたいと思います。ゆとりを持って、必ず元に戻れる自分を信じて、臭くない自分、くもりのない部屋を思い浮べて「その時」を待ちましょう。

必ずあなたは「禁煙」できます。

最後に、この本を出版するに当たりご指導いただいた出版塾の畑田洋行氏と当出版社編集の高麗輝章氏にこの場を借りて心からお礼申し上げます。

２００６年３月

伊豆蔵潤一

●著者プロフィール

京都禁煙支援センター代表

伊豆蔵　潤一

15歳からタバコを吸い始める。一度は7年間の禁煙に成功するものの、リバウンドで逆に一日80本ものタバコが手放せなくなる。一生この中毒とつきあっていかなければならないと諦めていたある日、タバコに対するイメージを変えることで行動を変えることができることを知り、「俺、吸わないようにする」と宣言し、以来完全にタバコとの決別をはたす。頭の中からタバコの「タ」の字も消え去るという経験から試行錯誤を重ね、「イメージ禁煙法」を考案する。
現在は有限会社ファーストステージ代表取締役として、人にやさしい住環境にこだわったリフォーム業のかたわら京都禁煙支援センターを立ち上げ、多くの人々の禁煙支援を行っている。

京都禁煙支援センター

〒602-8437　京都市上京区五辻通大宮東入西石屋町734
（有）ファーストステージ内

tabakoyame@1ststage.jp
URL：http//www.happy-pit.com/kinen.htm/

※メールマガジン「禁煙一言メモ」は「まぐまぐ！」にて登録できます。
http://www.mag2/com にて“禁煙一言メモ”で検索してください。

視聴覚障害その他の理由で活字のままでこの本を利用できない人のために、営利を目的とする場合を除き「録音図書」「点字図書」「拡大図書」等の製作をすることを認めます。その際は著作権者、または、出版社までご連絡ください。

イメージ禁煙法
～ゆとり禁煙のすすめ～

2006年5月8日　初版発行

著者　伊豆蔵 潤一
ブックデザイン　戸倉 巌（トサカデザイン）
ナレーション（付属CD）　HANA

発行者　仁部 亨
発行所　総合法令出版株式会社
〒107-0052　東京都港区赤坂 1-9-15
日本自転車会館2号館7階
03-3584-9821（代）
振替　00140-0-69059
印刷・製本　中央精版印刷株式会社
©Jyunichi Izukura 2006
ISBN4-89346-958-4
Printed in Japan

落丁・乱丁本はお取り替えいたします。
総合法令出版ホームページ　http://www.horei.com/